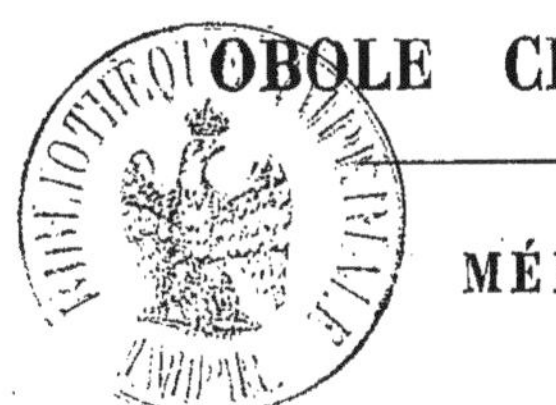

OBOLE CHIRURGICALE

MÉMOIRE

SUR

QUELQUES CAS DE DRAINAGE

Présenté à la Société de Chirurgie

Dans sa séance du 27 avril 1864

OBOLE CHIRURGICALE

MÉMOIRE

SUR QUELQUES

CAS DE DRAINAGE

Présenté à la Société de Chirurgie

Dans sa séance du 27 avril 1864

PAR

JULES MEUGY

Docteur en médecine à Rethel (Ardennes)

PARIS

A. PARENT, IMPRIMEUR DE LA FACULTÉ DE MÉDECINE

31, rue Monsieur-le-Prince, 31

1864

OBOLE CHIRURGICALE

MÉMOIRE

SUR

QUELQUES CAS DE DRAINAGE

Présenté

A LA SOCIÉTÉ DE CHIRURGIE DANS SA SÉANCE DU 27 AVRIL 1864

Vita brevis, ars longa. (HIPPOC., aph. I.)

Sous le nom d'*Obole chirurgicale*, nous venons offrir ici notre humble tribut à la chirurgie contemporaine. L'art médical, on peut le dire sans crainte, est comme un mendiant insatiable qui tend éternellement la main à la charité. Il faut donc que ceux qui ont beaucoup donnent beaucoup, et que ceux qui ont peu donnent peu. Nous sommes au nombre de ces derniers, et notre modeste offrande sera proportionnée à nos modestes ressources. Comparé à celui des praticiens de Paris et des grandes villes, notre butin est bien mince ; nous le savons. Nous sommes comme le glaneur qui fait sa gerbe de quelques rares épis ramassés à grand'peine, tandis que les maîtres des champs ont leurs greniers qui regorgent par l'abondance de leur moisson. Aussi n'est-ce que la part du pauvre que nous venons apporter à la masse commune.

Héritier de plusieurs générations de médecins qui, depuis près de deux siècles, ont exercé honorablement leur art, dans la zone étroite où le destin nous a placé, nous tâchons de continuer les traditions de famille en donnant tout notre dévouement à l'humanité souffrante. Quand de loin en loin des cas chirurgicaux se présentent à nous, non-seulement nous leur donnons tous nos soins, mais encore nous prenons l'observation par écrit de ceux qui nous paraissent en mériter la peine. C'est la collection d'un certain nombre de ces observations que nous venons aujourd'hui soumettre au jugement de nos savants confrères de la Société de chirurgie. Puisse ce travail, le premier qui émane de notre plume, nous mériter un peu de bienveillance et de sympathie, et nous encourager à travailler encore avec plus d'ardeur, s'il est possible, aux progrès de la science et au soulagement des maux de l'humanité?

Si, dans ce mémoire, nous n'avançons rien de neuf, nous devons dire aussi que les progrès de la chirurgie contemporaine n'ont pas encore porté tous leurs fruits. Nous admettons volontiers que toutes les méthodes opératoires et tous les procédés relatifs à chaque méthode sont bien connus. Mais comment le sont-ils? Souvent par la lecture plus ou moins approfondie des journaux et des brochures scientifiques, par conséquent très-superficiellement, et sans que cela puisse être vulgarisé dans la pratique. C'est pourquoi nous n'hésitons pas à traiter des questions qui de prime abord pourraient paraître futiles, si tout ce qui regarde la santé n'était pas digne d'intérêt. A ceux donc qui nous reprocheront de ne rien innover, nous répondrons par cette belle pensée

de Zimmermann : « Une observation confirmée vaut
« souvent une observation neuve, parce qu'elle nous rap-
« proche davantage de la vérité ; et la médecine a au-
« tant gagné par la répétition exacte des observations
« déjà faites que par les découvertes mêmes. » (Zimmermann, *Traité de l'expérience*, tome Ier, p. 246.)

DIVISION DU SUJET

Pour mettre de l'ordre et de la clarté dans notre travail, nous diviserons l'exposé qui va suivre en deux parties. La première comprendra les observations de vingt
et un cas de drainage chirurgical. Dans la seconde
partie nous exposerons nos idées théoriques et pratiques
sur cette méthode opératoire. La première partie devant être assez longue, nous y ferons cinq subdivisions
se rapportant chacune aux cinq têtes de chapitre suivantes : *abcès du sein, abcès divers, phlegmons, hydrocèles, tumeurs liquides.* La seconde partie comprendra
deux subdivisions se rapportant aux deux têtes de chapitre suivantes : 1° *du drainage considéré en lui-même;*
2° *du drainage considéré dans ses rapports avec les diverses affections où on l'emploie.* Nous terminerons par
des conclusions.

Nous nous proposions d'abord de faire entrer dans
ce mémoire les observations des différentes fractures que
nous avons traitées et celles des amputations et autres
opérations diverses que nous avons pratiquées, mais
c'eût été donner beaucoup trop d'extension à un travail
dont tout le mérite consiste dans la brièveté. Sur ce

point nous disons volontiers comme le bon La Fontaine :

> Bornons ici notre carrière,
> Les longs ouvrages nous font peur.

Nous nous bornerons donc pour cette fois aux drainages. Cependant nous prenons volontiers l'engagement de donner plus tard une suite à ce travail, en exposant dans d'autres mémoires les faits les plus curieux de notre pratique. C'est une lettre de change que nous tirons sur l'avenir et dont l'échéance viendra un jour, si le temps nous le permet.

Disons enfin que, comme il ne s'agit pas ici de ces maladies que le monde appelle honteuses, nous donnerons pour plus de véracité les noms de nos malades ; car nous estimons qu'il n'y a pas plus de déshonneur dans une affection chirurgicale qu'il n'y en a dans une fièvre typhoïde, un rhumatisme ou une pneumonie.

PREMIÈRE PARTIE

Observations de drainages.

CHAPITRE I

ABCÈS DU SEIN

1re OBSERVATION. — *Abcès du sein gauche. Circonstances du fait.* — Mme Stavignon, couturière à Rethel, à l'époque où nous fûmes appelé pour lui donner nos soins (12 octobre 1859), était une jeune femme de 21 ans. Mariée depuis le mois de juillet 1857, elle avait eu, quelque temps après son mariage, et par suite d'un coup, un petit abcès du sein qui s'était guéri seul. Devenue enceinte au commencement d'octobre 1858, elle eut la malencontreuse idée, le jour de la Toussaint, d'aller danser à un bal public. Étant dans ce bal, elle reçut d'un homme ivre un coup de coude si violent dans la poitrine qu'elle se trouva mal et perdit connaissance. Néanmoins la grossesse continua son cours sans accident. Seulement le sein gauche resta endolori et comme s'il était le siége de l'incubation prolongée d'une phlegmasie latente. Étant accouchée le 2 juillet 1859, ce fut trois semaines après que cette femme vit apparaître son abcès du sein. A-t-il été le produit de deux facteurs, l'un la contusion ancienne qui aurait laissé dans cette région une sorte de ferment inflammatoire ou de tendance à l'inflammation ; l'autre, la montée du lait qui, par la

fluxion mammaire, serait devenue un aliment de la phlegmasie ; c'est ce que nous avons du penchant à croire.
Nous devons dire pourtant que cette femme a eu depuis
deux enfants, et qu'elle n'a pu les nourrir faute de lait.

État général. La malade dont nous nous occupons
est petite, trapue, musculeuse, forte et bien constituée.
Elle a le caractère gai, le teint frais, les allures vives.
Née de parents sains et robustes, elle n'a jamais fait de
maladie. Quand nous la vîmes pour la première fois, les
souffrances qu'elle endurait, la fièvre lente qui la minait,
et les préoccupations qui lui attristaient l'esprit, l'avaient
beaucoup amaigrie. Elle avait, comme on dit vulgaire-
ment, très-mauvaise mine. Les bonnes langues du quartier (et il y en a tant comme cela qui sont heureuses de
faire de la peine !) ne cessaient de lui répéter qu'elle ne
guérirait pas, qu'elle avait un mauvais mal, un cancer !
De sorte que la pauvre malade, faisant feu de tout bois
pour se guérir, outre ses souffrances physiques et morales, avait encore la douleur, douleur bien vive pour
une ouvrière, de voir se dépenser le peu d'argent qu'elle
avait en acquisitions de pommades insignifiantes et de
drogues sans vertu.

État local. L'abcès qu'elle portait était un vaste abcès sous-mammaire, c'est-à-dire placé entre le grand
pectoral et la glande. Le sein était très-douloureux et
paraissait avoir doublé de volume. En appuyant dessus,
perpendiculairement à l'axe du corps, on sentait un flot
se déplacer et venir frapper les téguments, comme si le
sein eût reposé sur une vessie pleine de liquide.

Traitement. Ce fut le 14 octobre que nous pratiquâmes chez cette femme l'opération du drainage chirurgical. Qu'on nous permette de nous étendre avec
complaisance sur cette opération. Installé depuis deux
mois à peine, sous les yeux et les auspices d'un père et

d'un aïeul bien-aimés, nous débutions dans la carrière et c'était la première opération que nous allions pratiquer. Que ceux de nos honorables confrères qui nous liront se reportent par la pensée à cette époque solennelle de leur pratique médicale où abordant leur première opération, ils la virent, nous n'en doutons pas, comme la nôtre, couronnée d'un plein succès, ils se rappelleront quelle émotion délicieuse ils éprouvèrent alors et combien ces souvenirs déjà lointains ont encore conservé de charmes !

Sûr de nous-même comme de la méthode opératoire que nous allions employer, nous avions fait ranger autour du lit les curieux et les curieuses au nombre de quinze ou vingt, et tout en endormant la malade avec le chloroforme nous leur expliquions l'opération que nous allions pratiquer. Le tube fenêtré de caoutchouc, muni d'un fil, était sous notre main gauche. Un long trocart, bien huilé, jouant librement dans sa canule, et portant sur une des arêtes de sa pointe triangulaire une échancrure pour accrocher le fil du tube, était placé à la portée de notre main droite. Tous les spectateurs étaient immobiles, haletants, les yeux fixés sur l'organe malade.

A peine la tolérance anesthésique était-elle obtenue, que saisissant d'une main ferme notre trocart, nous traversâmes d'un mouvement rapide et de part en part le sein à sa base, obliquement de bas en haut et de gauche à droite. Le tube fenêtré fut mis en place sans que le malade eût rien senti, et lié au dehors où nous lui laissâmes former une anse assez grande. Le tout fut recouvert d'un cataplasme. L'opération avait duré moins de temps qu'il n'en faut pour la décrire. Un pus non louable mais grisâtre, clair et légèrement odorant, coula avec abondance. Le lendemain la malade se levait heureuse et gaie. Le surlendemain l'appétit et le sommeil revenaient. Nous ôtâmes le tube le vingt et unième jour ; et six semaines après, cette pauvre femme était augmentée de douze livres.

2e OBS. — *Abcès du sein droit.* — Mme Distribué, ouvrière en laines, à Rethel, âgée de 25 ans, petite femme lymphatique, grasse, blanche, aux yeux rouges, a été drainée par nous, le 21 novembre 1859, pour un abcès du sein droit, abcès intra-mammaire, survenu un mois après son accouchement. Incapable de pouvoir travailler et de se mouvoir, elle souffrait si cruellement qu'elle ne demanda pas mieux que d'être opérée le plus tôt possible. Son sein était chaud, tendu, bossué, offrant çà et là des duretés et des parties ramollies. Déjà deux petites ouvertures insuffisantes s'étaient faites spontanément à la peau, lorsque nous lui passâmes un tube de drainage. Nous l'endormîmes aussi pour l'opérer. Les choses suivirent la même marche que plus haut. Au bout de huit jours elle retournait travailler à son atelier, ayant encore son tube en caoutchouc que nous lui ôtâmes seulement au bout de trois semaines.

3e OBS. — *Abcès du sein droit.* — Mme Urboucq-Ponsinet, briquetière à Acy-Romance, âgée de 27 ans, femme grande, maigre et brune, eut également un abcès intra-glandulaire du sein droit à la suite de ses couches. Nous lui fîmes le 10 février 1860 la même opération que plus haut, opération qui suivit la même marche et eut les mêmes bons résultats.

4e OBS. —, *Abcès du sein droit.* — Mme Dessailly, âgée de 28 ans, femme d'un domestique de ferme, demeurant à Arnicourt, robuste campagnarde, au teint hâlé, vit aussi à la suite de son accouchement son sein droit devenir le siége d'un abcès. Rien de particulier qui soit digne d'être noté ne se rattache à cette observation où tout se passa comme dans les précédentes. Nous devons dire seulement qu'étant restée plongée dans le sommeil anesthésique quelque temps encore après l'opération finie, les personnes des deux sexes qui l'entouraient la crurent morte et faisaient déjà sur tous les tons son oraison funèbre, lorsque heureusement elle ouvrit les yeux et se réveilla. Nous l'opérâmes le 18 septembre 1860.

5ᵉ OBS. — *Abcès du sein gauche.* — Mˡˡᵉ Leroy, âgée de 21 ans, demeurant à Seuil, fille du berger de la commune, petite femme replète, grasse, blonde, fraîche et très-courageuse, eut aussi, à la suite d'une couche, un abcès du sein. Les deux seules choses à noter, c'est d'abord que cet abcès vint lentement, trois mois après son accouchement; ensuite que, sans employer le chloroforme, nous lui pratiquâmes (11 mai 1863) l'opération du drainage, qu'elle supporta sans mot dire. Mêmes résultats que ci-dessus.

CHAPITRE II

ABCÈS DIVERS

6ᵉ OBS. — *Abcès lombaire.* — Voici une observation très-curieuse. Il s'agit d'une affection restée longtemps méconnue et que nous eûmes occasion de traiter au début de notre exercice.

Antécédents. — Félicie Delandhuy, âgée de 29 ans, épouse du sieur Flamand, surveillant à la prison cellulaire de Rethel, vint nous consulter pour la première fois, le 26 août 1859. Elle nous affirma qu'elle n'avait jamais été malade, et que ses parents étaient bien portants et vivaient encore. Mariée depuis trois ans, elle n'avait pas encore eu d'enfants. Sa maladie avait commencé sans cause connue ou appréciable un an après son mariage. Elle souffrait de temps à autre dans le côté gauche au niveau du rein ; et à chaque époque menstruelle il y avait une recrudescence notable dans ses douleurs. Déjà, à cette époque, ses urines étaient rouges, fortes et la brûlaient pendant la miction. Le médecin qui la soignait lui avait conseillé des purgatifs, des sangsues, un vésicatoire sur le flanc gauche et des bains. Cela n'avait amené aucun résultat.

État général. Quand elle vint se confier à nos soins, cette femme était pâle, maigre, ridée. Son teint et son sourire étaient ceux d'une personne qui a longtemps souffert et qui souffre encore. Elle ne nous parla d'abord que de ses douleurs lombaires que nous combattîmes par des remèdes usités. Étant venue nous revoir quelques semaines après, nous remarquâmes qu'elle ne boitait pas, mais qu'elle marchait les jambes écartées par suite de la gêne occasionnée par les douleurs de rein. Elle ne souffrait pas dans l'échine. Mais elle nous avoua qu'elle urinait mal ; elle avait de la dysurie, du ténesme vésical ; ses envies d'uriner étaient fréquentes, et elle n'urinait que goutte à goutte. Néanmoins l'appétit ne se perdait pas. D'un autre côté, il n'y avait ni maux de tête, ni maux de gorge, ni chute de cheveux, ni exanthème spécifique. Dans ces conditions nous ne crûmes pas devoir employer le traitement usité en pareil cas.

Voyant la gêne qu'elle éprouvait pour marcher, nous l'engageâmes à ne plus se déplacer à l'avenir, mais à rester chez elle, lui faisant comprendre que c'était à nous d'aller la voir pour lui donner les soins dont elle avait besoin. Dès lors nous lui fîmes une visite tous les deux jours. Et comme elle paraissait avoir de la vaginite et de l'uréthrite, nous lui fîmes prendre des narcotiques *intus* et *extra*, des injections et des pommades tour à tour calmantes et astringentes, des bains de siége fréquents, et nous la mîmes à l'usage de l'opiat au cubèbe.

Cependant le mal continuait à faire des progrès, malgré les médicaments, dont l'emploi était nul. L'appétit se perdait; les maux de reins devenaient plus intenses et plus continus; il survint bientôt de la diarrhée et de l'œdème des jambes. Non-seulement la marche devint très-pénible, mais la malade ne put plus marcher que courbée en deux. Les urines étaient comme une eau épaisse et grisâtre, et laissaient déposer au fond du vase une couche blanchâtre et puriforme. Enfin l'état de cette femme était si déplorable, que déjà les voix charitables des gens de son quartier prononçaient leur verdict fatal et la condamnaient à mourir avant qu'il fût peu de temps. Nous lui donnions tantôt les diurétiques pour diminuer l'enflure, tantôt les narcotiques et les astringents pour diminuer la diarrhée; puis c'étaient les aromatiques, la térébenthine, le goudron, les bourgeons de sapin pour diminuer le catarrhe vésical; enfin les toniques, le fer, le quinquina pour combattre la chloro-anémie et rendre à l'économie les forces qui lui manquaient.

État local. Le 10 novembre nous étions toujours dans le même état. Il n'y avait plus d'enflure, mais les douleurs de reins étaient très-grandes. La malade était dans l'impossibilité de marcher et de se tenir droite. Les urines étaient toujours très-chargées, fétides et comme boueuses. Nous demandâmes alors à examiner à nu la région des reins. Nous le fîmes en présence du mari de la malade et de la femme du geôlier de la prison. Nous trouvâmes une voussure à la région dorsolombaire correspondant au rein gauche. Un vésicatoire volant fut appliqué sur cette tumeur qui augmenta graduellement, sans changement de couleur à la peau, et présenta les dimensions de 12 centimètres sur 6. Il y avait une fluctuation typique qui nous permit d'annoncer avec certitude l'existence d'un vaste foyer purulent.

Traitement. Nous proposâmes le drainage, qui fut accepté ; et le lundi 20 novembre, après avoir endormi la malade, nous pratiquâmes cette opération en présence de la directrice de la prison. A peine le tube était-il passé, qu'il sortit, comme d'un robinet, une énorme quantité (un litre ou plus) d'un pus très-liquide, d'un jaune verdâtre et d'une fétidité repoussante. A partir de ce moment, la scène changea de face, et le retour à la santé prit une marche rapide. L'appétit revint avec force, les selles et les urines reprirent leurs caractères normaux. La malade ressentit peu à peu les bienfaits d'un sommeil réparateur. Elle put se tourner dans son lit, se mettre dans le décubitus dorsal, se lever et marcher sans souffrir. Le sirop d'iodure de fer, le vin de quinquina et les viandes rôties, achevèrent de lui rendre ses forces et son embonpoint.

Un changement de résidence lui ayant fait quitter Rethel au commencement de 1860, nous la revîmes pour la dernière fois dans l'été de 1861, où elle vint nous voir. Elle était méconnaissable. Ce n'était plus cette pauvre femme maigre, pâle, mal attifée, indifférente à tout, mais c'était une belle personne grasse, fraîche, aux formes plantureuses, ruisselante de santé et mise avec un certain goût dont nous ne l'eussions pas crue capable. Elle nous avoua qu'elle avait encore son tube de drainage, et que, par une appréhension fort exagérée, elle n'osait pas l'enlever. Nous nous empressâmes de lui affirmer qu'il n'y avait plus de danger maintenant et qu'elle pouvait le retirer sans crainte.

7ᵉ OBS. — *Abcès de la mâchoire.* — Mˡˡᵉ Louise Lamy, de Rethel, âgée de 14 ans, fille d'un journalier, demeurant dans un quartier humide et sombre, fut drainée par nous le 22 février 1860 pour un abcès de la mâchoire du côté droit. Venu sans autre cause appréciable que l'action du froid, qui avait amené longtemps avant un torticolis, c'était un vaste foyer purulent, occupant la région mastoïdienne, une partie de la région parotidienne, de la joue et du cou. Pour bien s'en représenter le siége, la forme et les dimensions, il suffit de placer par la pensée la pointe d'un compas tout à fait au sommet de l'angle de la mâchoire, et de décrire une circonférence en prenant pour rayon la distance de cette pointe à l'apophyse mastoïde ; on aura ainsi l'étendue et les rapports exacts de cet abcès.

Pour l'opérer, nous introduisîmes notre trocart par la partie la plus déclive de la tumeur. Nous le dirigeâmes ensuite obliquement, tangentiellement au sommet de l'angle du maxillaire, pour le faire sortir derrière le lobule de l'oreille. Cette opération fut suivie d'un plein succès, et elle offrit ceci d'intéressant, que nous ne voulûmes pas endormir la malade, qui était en proie à une toux très-fréquente et très-fatigante. Nous fîmes seulement le simulacre de l'anesthésie, espérant compenser l'intensité de la douleur par la rapidité de l'opération. Mais, ce qu'il y eut de plus curieux, c'est que cette jeune fille, qui toussait énormément, que ses parents et tout le monde considéraient comme phthisique, eut le bonheur de voir sa toux cesser complétement après son opération, et son appétit, son embonpoint et ses forces revenir d'une façon aussi heureuse qu'inattendue. Elle a continué à se porter très-bien depuis. Son tube était resté en place quinze jours, et les traces en sont presque invisibles.

8e OBS. — *Abcès de la fesse.* — Mme Huon, âgée de 39 ans, tisseuse à Rethel, a subi le 26 mai 1861 un drainage de la fesse gauche pour un abcès profond soulevant les chairs, comme si un gros œuf se fût trouvé au sein de ces tissus. Rien de spécial n'est à signaler ici. La claudication, puis l'impossibilité de la marche, qui avaient précédé l'ouverture de l'abcès, cédèrent complétement aussitôt après l'application du drainage.

9e OBS. — *Abcès de l'aine.* — M. Ourblin, âgé de 60 ans, maçon à Rethel, étant resté au mois de septembre dernier (1863) pendant douze heures dans un puits, ressentit bientôt au bout de quelques jours des douleurs s'irradiant dans les reins et dans la cuisse gauche et paraissant avoir l'aine pour centre. Il se soigna à sa façon jusqu'au 3 novembre, époque où, souffrant trop, ne pouvant plus se lever, en proie à la fièvre et à l'insomnie, il nous fit appeler pour la première fois.

Nous examinâmes la région malade, et nous ne trouvâmes ni rougeur ni fluctuation, mais seulement une induration de la grosseur du doigt, oblique en bas, paraissant s'étendre de l'épine iliaque antérieure et supérieure vers le pubis. Après avoir employé sans succès les dérivatifs, les narcotiques et les fondants *intus* et *extra*, nous en revînmes tout bonnement aux cataplasmes et aux bains de siége. Peu à peu, mais très-lentement, l'abcès se révéla. Une rougeur violacée commença à poindre ; puis une fluctuation obscure se fit sentir. Enfin le 25 novembre, après avoir fait deux mouchetures

avec la lancette, nous y passâmes un tube de drainage
qui charria le pus au dehors et que nous retirâmes
quinze jours après. Le malade fut parfaitement guéri,
et d'autant plus heureux qu'il avait craint d'abord,
disait-il, que l'abcès ne s'ouvrît en dedans et ne le fît
mourir à coup sûr.

10e OBS. — *Abcès du ventre.* — Mme Pergant, âgée de
60 ans, journalière à Sery, est venue au commencement de décembre dernier (1863) chez son gendre,
berger de commune à Acy-Romance, pour s'y faire soi-
gner. Elle portait sur la ligne médiane du ventre, entre
le nombril et l'épigastre, un abcès sous-cutané de bonne
nature, présentant deux renflements en forme de 8 de
chiffre. Nous y passâmes le 7 décembre un tube de
drainage, qui fut retiré dix jours après, la malade étant
bien guérie et ne demandant qu'à retourner à Sery.
Rien de particulier à noter, si ce n'est de grandes démon-
strations de reconnaissance de la part de la malade, mais
probablement plus sur les lèvres que dans le cœur.

CHAPITRE III

PHLEGMONS

11e OBS. — *Phlegmon du pouce.* — M. Flesselles, âgé de
45 ans, ouvrier serrurier à Rethel, s'étant donné par
mégarde un violent coup de marteau sur le pouce
gauche, fut atteint en cet endroit d'un phlegmon qui
s'accompagna d'une tuméfaction énorme de toute la
main. Le pouce était devenu violacé, et tellement volumineux que nous pûmes y introduire deux tubes fenêtrés

de caoutchouc, un de chaque côté de la phalange. Nous l'opérâmes, sans l'endormir, le 17 mai 1860, dix jours après son accident. La souffrance qu'il éprouvait était si vive, qu'elle lui avait fait perdre l'appétit, le sommeil et le goût de la pipe, trois choses qu'il retrouva quelques jours après qu'il eut subi le drainage.

12° OBS. — *Phlegmon de la main.* — M. Crépin-Demeaux, âgé de 67 ans, rentier, demeurant à Rethel, s'étant piqué la main gauche avec une alène, eut un phlegmon diffus de la main et du doigt médius. La souffrance était si grande chez ce malade, qu'elle allait jusqu'à produire le délire. Des incisions furent pratiquées pour obtenir des débridements. Mais l'amélioration ne fut notable que quand nous eûmes passé deux tubes de drainage, l'un dans la main, l'autre dans le doigt, le 9 juin 1862, après un mois de maladie. Ces tubes restèrent en place pendant trois semaines, et il fallut encore trois autres semaines pour obtenir une guérison complète, détruire avec la pierre les bourgeons charnus exubérants, et voir l'épiderme se reformer. Ici encore il y eut retour du sommeil et de l'appétit, et cessation des douleurs, après le drainage.

13ᵉ OBS. — *Phlegmon du pied.* — Clovis Médard, âgé de 37 ans, tisseur à Rethel, est un petit homme maigre, très-gibbeux, très-grêlé, très-jovial. Sa mère est morte il y a trente-cinq ans des suites d'une couche. Son père vit encore et se porte bien. Il a une sœur qui est également bien portante, et il eut un frère qui mourut poitrinaire à 25 ans.

Un soir d'octobre 1859, le feu ayant éclaté dans une commune de nos environs, Médard y courut comme les autres; mais, dans son empressement, il fit un faux pas entre deux pavés et se tordit le pied gauche. Il dut alors regagner son domicile tout en boitant. Depuis ce moment, son pied devint le siége d'une douleur sourde et continue. Le désir qu'il avait de gagner son modeste salaire, lui donnait le courage d'endurer cette douleur, qui d'ailleurs était assez supportable. Il n'y faisait rien, ou seulement de temps en temps des applications insignifiantes de pommade ou d'eau-de-vie camphrée.

Cependant, peu à peu la douleur devenait plus vive, la claudication plus forte, et la marche plus difficile. On était obligé de lui apporter sa nourriture à l'atelier, afin de lui éviter de traverser toute la ville pour aller de la fabrique chez lui prendre ses repas. Quand nous le vîmes pour la première fois au commencement de juillet 1860, il se traînait avec peine. Il marchait très-difficilement, mais il marchait. Le cou-de-pied, notamment dans la région antéro-interne, était violacé, tuméfié, empâté. L'aspect globuleux et luisant du pied contrastait avec la maigreur terne de la jambe; de plus, il était chaud au toucher et douloureux à la palpation. Après avoir employé sans succès l'huile de foie de morue à l'intérieur, et extérieurement différentes pommades, comme la pommade mercurielle, celles à l'iodure de potassium, à l'iodure de plomb, le malade alla consulter d'autres médecins. Tous lui dirent que les os du tarse étaient malades, qu'il avait une tumeur blanche, et que pour le guérir il n'y avait qu'un seul moyen : l'amputation de la jambe.

Médard vint nous revoir dans le courant du mois d'août pour nous raconter ses peines et ses inquiétudes. Ce fut alors que nous lui proposâmes le drainage du pied, lui affirmant que cette opération, qui pouvait peut-être le guérir, était sans danger aucun, et que d'ailleurs, dans le cas où elle ne le guérirait pas, on serait toujours à même, après, de lui pratiquer l'amputation du membre.

Nous l'opérâmes le 28 août 1860. Nous fîmes pénétrer le trocart dans les chairs tuméfiées en l'introduisant juste au milieu de la ligne représentant le bord interne du pied, et le dirigeant obliquement en haut, nous le fîmes ressortir sur le milieu du dos du pied, un peu en avant de l'articulation tibio-tarsienne. Le tube resta en place sept semaines, pendant lesquelles il se fit un suintement lent de liquide tour à tour sanguinolent, puriforme, floconneux et putrilagineux. Pendant la durée du drainage il se produisit à la peau du pied autour des orifices des poussées de vésicules et de pustules occasionnées probablement par les cataplasmes, mais qui n'eurent rien de fâcheux. Toujours est-il que cet ouvrier a conservé son pied, dont il est parfaitement et complétement guéri. Il marche sans boiter et jouit d'une santé excellente.

CHAPITRE IV

HYDROCÈLES

14e OBS. — *Hydrocèle droite.* — M. Rosier, âgé de 55 ans, ouvrier briquetier à Sault-lès-Rethel, avait eu déjà en 1858 une hydrocèle du côté droit. Il avait été opéré à Reims par la ponction suivie d'injection de teinture d'iode. Il se croyait bien guéri, lorsque au bout de dix-huit mois son hydrocèle revint du même côté. Nous l'opérâmes par le drainage le 27 janvier 1860. Nous ne l'endormîmes pas. L'opération fut simple, rapide, peu douloureuse. Il garda le repos et mit pendant huit jours des cataplasmes, auxquels pendant huit autres jours il substitua des compresses d'eau blanche. Le seizième jour nous lui ôtâmes son tube. Cet homme, qui est maintenant casseur de pierres et que nous rencontrons souvent sur la route, est depuis lors radicalement guéri, et nous affirme qu'il ne se ressent plus de rien.

15ᵉ, 16ᵉ et 17ᵉ OBS. — *Hydrocèle gauche.* — M. Pasté-Lorrain, âgé de 44 ans, domestique de ferme à Acy-Romance, fut opéré par le drainage le 26 septembre 1861.

Hydrocèle gauche. — M. Trancine, âgé de 75 ans, vieillard de l'hospice de Rethel, fut opéré par le drainage le 31 janvier 1862.

Hydrocèle droite. — M. Desquilbé, âgé de 45 ans, confiseur à Rethel, fut opéré par le drainage le 12 mai 1863.

Ces trois malades n'ont rien présenté de particulier, si ce n'est quelques légères douleurs de reins, le deuxième et le troisième jour. Chez tous nous laissâmes le tube quinze jours, et la guérison s'est bien maintenue.

18ᵉ OBS. — *Hydrocèle droite. Antécédents.* — M. Maquet, âgé de 64 ans, journalier à Rethel, est un petit vieillard trotte-menu, têtu, bavard, et grand ami de la contradiction. Il fut atteint il y a dix ans d'une hydrocèle gauche dont il fut opéré par la ponction et l'injection iodée. Il était bien guéri de cette affection, lorsque, il y a six ans, il vit poindre une nouvelle hydrocèle, mais cette fois de l'autre côté, du côté droit. Cette hydrocèle augmenta lentement, et lorsque nous rencontrâmes Maquet pour la première fois, au commencement de l'année 1860, il n'avait encore consulté personne. C'était à l'entrée de la grande allée des promenades ; il vint à nous d'un air à la fois craintif et cauteleux et nous raconta ses doléances en se servant des expressions techniques, ce qui nous surprit d'abord, mais ce qui se rencontre néanmoins assez souvent chez les malades qui ont eu déjà maille à partir avec la chirurgie.

Il avait une idée fixe, c'était que nous lui pratiquions purement et simplement une ponction évacuatrice. Quant à l'injection, il ne voulait en entendre parler ni peu ni pas. Il avait si cruellement souffert de l'injection qu'on lui avait faite lors de sa première hydrocèle qu'il avait conservé une haine implacable contre cette opération. La pensée seule excitait en lui l'horreur et la colère. A coup sûr, si l'injection iodée avait pu devenir un être de chair et d'os, elle aurait trouvé en lui l'ennemi le plus acharné qu'un homme puisse avoir. Pour exprimer l'insurmontable répulsion qu'elle lui inspirait, ce malade ne mâchait pas ses mots et ne marchandait pas ses expressions. A l'entendre, s'il avait eu à faire un choix entre l'injection iodée et la mort, c'est cette dernière qu'il aurait choisie. J'aimerais mieux, nous disait-il, me jeter à l'eau ou me pendre plutôt que d'endurer les tortures de damné que l'injection m'a fait souffrir.

Nous lui déclarâmes que la ponction seule ne guérissait pas, et qu'après elle le liquide ne tarderait pas à se reproduire; que nous ne faisions pas de demi-opérations, et que si nous devions lui pratiquer la ponction, ce ne serait que pour la faire suivre immédiatement de l'injection iodée; enfin que, puisqu'il avait tant souffert autrefois, nous lui proposions de le guérir par une autre opération aussi efficace que peu douloureuse, le drainage. Mais, soit que la terreur que lui inspirait l'injection iodée lui eût donné de la répugnance pour toute opération radicale, soit qu'il n'eût pas foi dans nos paroles et craignît que le drainage ne recélât dans ses flancs une injection cachée, il ne voulut entendre parler de rien, et les choses en restèrent là.

Plusieurs fois depuis nous le rencontrâmes. Souvent il passait près de nous la tête basse et gardant le silence. D'autres fois, se rapprochant davantage, il nous répétait d'un air suppliant son invariable phrase : « Je vous en prie, faites-moi la ponction ! » Malgré la peine très-vive que nous causait sa ténacité, nous lui répondions avec la même obstination : Tout ou rien, injection ou drainage.

État local. Nous avions perdu de vue ce pauvre malade, lorsque au mois de juillet 1863 il vint nous revoir à notre cabinet de consultations. Son hydrocèle avait atteint des limites phénoménales et telles que nous n'en vîmes jamais de pareille. Aussi grosse que ces grosses vessies que l'on voit quelquefois à l'étalage des charcutiers, elle pendait au devant des cuisses comme la mamelle gorgée de lait d'une chèvre. Elle était plutôt fusiforme qu'ovoïde, c'est-à-dire plus renflée au milieu qu'aux deux extrémités. Le scrotum, tendu démesurément, était lisse et luisant comme une pelure d'oignon. Le malade supportait cette énorme et lourde masse à l'aide de bandes, de serviettes et d'une sorte de caleçon de bain. La gêne extrême qu'il éprouvait et un commencement de souffrances l'avaient déterminé à faire une dernière tentative auprès de nous.

Traitement. Cette fois il ne venait plus nous demander la ponction. Il nous apportait une lettre d'un honorable confrère, aussi distingué par le cœur que par l'esprit, médecin amateur, trop au-dessus du besoin pour s'astreindre aux fatigues et aux exigences de la pratique, trop indépendant pour donner son temps à autre chose qu'aux beaux arts. Sachant que nous avions une machine électrique, notre estimable confrère nous engageait à

tenter chez ce malade la cure de l'hydrocèle par le
moyen de l'électro-puncture. Cette méthode, si nous ne
nous trompons, a été employée déjà par M. Pétrequin,
de Lyon. Malgré toute l'estime que nous avions pour ce
confrère et toute notre déférence pour sa manière de
voir, nous ne crûmes pas devoir employer ici l'électro-
puncture, et voici nos raisons : si l'électro-puncture (qui
d'ailleurs n'a pas encore reçu sur ce point la sanction de
l'expérience) a pu réussir dans les hydrocèles très-pe-
tites, ici le cas était bien différent. D'abord il s'agissait
d'un malade qui, traînant ce boulet depuis près de six
ans, désirait ardemment en être délivré le plus tôt possible. Pouvait-on répondre d'avance que l'électro-puncture allait faire résorber une pareille masse de liquide
en un temps très-court? En admettant cette hypothèse,
n'y avait-il pas du danger à faire rentrer rapidement
tant de liquide dans le torrent de la circulation? Si, au
contraire, la résorption devait être très-lente, n'au-
rait-il pas alors fallu un nombre indéfini de séances
pour la parachever, obligation qui eût été assuré-
ment aussi ennuyeuse pour le malade que pour le médecin? Ces considérations nous firent, dans l'espèce,
renoncer à l'électro-puncture. Nous eûmes beaucoup de
peine à faire comprendre cela au malade, et plus de
peine encore pour le décider à accepter le drainage.
Enfin, après bien des tergiversations et bien des ajour-
nements, cette opération fut résolue, et nous la pratiquâmes le 10 août 1863.

Nous plaçâmes le tube dans la partie la plus basse, la
plus déclive de la tumeur. Outre ce qui se perdit dans
les draps, le liquide qui sortit put remplir deux grandes
assiettes creuses. Ainsi qu'on l'observe dans presque
toutes les hydrocèles, il était clair, limpide, jaunâtre,
comme de la bière pâle. Il semblait que tout devait être

fini là, et qu'au bout de trois semaines, retirant le tube, le malade serait guéri de son hydrocèle; il n'en fut rien, et nous allions recommencer une nouvelle série de tribulations.

Nous avons dit que ce malade aimait fort la contradiction, ce fut là qu'il nous le montra de la manière la plus évidente. Sur dix fois que nous allâmes pour le voir, nous ne le rencontrâmes chez lui que deux ou trois fois. Lui disions-nous de garder le lit, il se levait; de garder la chambre, il sortait; de mettre un cataplasme, il ne mettait rien; de mettre de l'eau blanche, il mettait un cataplasme, et ainsi pour tout.

Trouvant presque toujours sa porte close, nous le guettions dans les rues pour lui demander de ses nouvelles. Tout allait bien, à part quelques douleurs de reins et un suintement tubaire assez odorant, lorsqu'au bout d'un mois il nous dit que sa bourse était encore aussi grosse qu'avant, et que le tube ne coulait plus.

Persuadé qu'il y avait soit une double hydrocèle scrotale, soit une hydrocèle enkystée du cordon adjacente à la première, nous lui proposâmes de lui passer un second tube, mais il ne voulut jamais y consentir. Voyant son entêtement, nous l'engageâmes sérieusement à garder le plus longtemps possible le tube que nous lui avions passé, chose d'autant plus facile qu'il n'en souffrait pas. Nous espérions que l'anse du caoutchouc, venant en quelque sorte battre continuellement la cloison qui séparait la poche pleine de la poche vide, y déterminerait à la longue une irritation suffisante pour y produire une perforation et vider la tumeur. Ce fut en effet ce qui eut lieu de point en point.

Au commencement d'octobre, nous rencontrâmes Maquet qui nous apprit avec joie que cinq ou six jours auparavant il était sorti tout à coup par le tube autant de sérosité que le premier jour, et une sérosité ayant le même aspect et les mêmes caractères que la précédente. C'était la seconde hydrocèle qui s'était opérée elle-même toute seule.

Depuis ce moment, les choses suivirent la marche que nous avions observée chez nos autres opérés. Après s'être tuméfiés modérément, la tunique vaginale et les autres tissus des bourses revinrent sur eux-mêmes et reprirent leur état et leur aspect normaux. Le tube de drainage ne fut ôté qu'au commencement de novembre, c'est-à-dire après trois mois. Il n'avait pas dépendu de nous que le traitement fût plus court. Maintenant ce pauvre malade est complétement guéri, et il s'estime si heureux que, quand il nous voit, il nous appelle son sauveur. Nous ne citons ce petit détail que pour faire comprendre combien est grande la joie qui succède aux idées noires engendrées par les affections des organes génitaux.

CHAPITRE V

TUMEURS LIQUIDES DIVERSES

19ᵉ OBS. — *Hydarthrose du genou gauche. Antécédents.* — M. Tranchart (Gabriel), âgé de 40 ans, cultivateur à la ferme de Beaufay, près Signy-l'Abbaye, se heurta violemment le genou gauche contre le manche d'une charrue dans le courant de l'été 1859. Il en résulta une douleur très-vive qui fut suivie de tuméfaction et d'engorgement articulaire. Des sangsues furent appliquées, puis des vésicatoires, des eaux et des pommades résolutives. Malgré tout cela, le mal ne cédait pas, et le genou était toujours dans le même état. Une ponction évacuatrice fut pratiquée et amena une amélioration momentanée. Enfin le liquide se reproduisant encore, des badigeonnages avec la teinture d'iode furent faits à plusieurs reprises.

Le malade, ne voyant pas grand changement, et d'ailleurs demeurant dans une habitation trop retirée pour avoir facilement et aussi souvent qu'il l'aurait voulu les visites de son médecin, se décida, au commencement de novembre, à se faire ramener à Rethel chez son père. Ce fut là que nous le vîmes pour la première fois, et que nous lui donnâmes les soins que demandait sa position.

État général. Le malade était d'une maigreur extrême. Il prenait très-peu de nourriture, et sa faiblesse était proportionnée à l'insuffisance de son alimentation. Dans l'impossibilité absolue de se tenir debout et de marcher, on ne le levait qu'une heure ou deux par jour pour refaire son lit. La domestique de son père le prenait sur ses bras aussi lestement que s'il se fût agi d'un jeune enfant. et le déposait dans un fauteuil au coin du feu. Enfin il paraissait en proie à l'atrophie générale et à la consomption.

État local. Le genou était volumineux. La rotule ne s'y détachait plus nette, saillante, à bords tranchants, comme si elle eût été sculptée, ainsi qu'on pouvait l'observer au genou droit, mais elle disparaissait à l'œil, englobée qu'elle était dans un empâtement général s'étendant au-dessous et au-dessus d'elle. La flexion du genou était impossible ou du moins très-douloureuse à tenter. La peau de l'articulation était devenue, par l'action des médicaments, épaisse et rugueuse. En palpant avec soin, on sentait au-dessous d'elle une fluctuation obscure, plus sensible au-dessus et sur les côtés de la rotule.

Traitement. Nous commençâmes par avoir recours aux anciens errements précédemment employés. Les vésicatoires volants, l'iodure de plomb et l'iodure de potassium en pommades, l'eau de chaux ammoniacale, les douches, la compression, etc., furent employés sans succès. A l'intérieur, nous donnâmes successivement les diurétiques, les eaux minérales alcalines, les toniques, etc., sans en retirer plus de bénéfice.

En présence de ces trois faits : état général déplorable, maladie locale persistante, traitement nul, le pronostic nous parut si grave que nous jugeâmes à propos de faire venir en consultation un très-proche parent du malade exerçant la profession de médecin à douze ou quinze lieues de Rethel. Cet honorable confrère diagnostiqua une tumeur blanche du genou. Il nous conseilla donc de faire des raies de feu : puis, comme il entrevoyait que les raies de feu ne feraient que peu de chose ou rien, il nous engagea fortement à ne pas tarder trop longtemps à pratiquer l'amputation de la cuisse.

Bien que les apparences fussent en faveur de cette opinion, et que la maladie remontât à près de six mois, nous ne pouvions croire encore à l'existence d'une tumeur blanche. Resté seul près de notre malade, et libre de suivre nos propres inspirations, sans pourtant repousser d'une manière formelle les autres moyens thérapeutiques conseillés, nous proposâmes au malade le drainage du genou. Celui-ci embrassa cette idée avec chaleur, et l'opération eut lieu le 31 décembre 1859, à neuf heures du matin. Nous introduisîmes le tube au-dessus de la rotule, et le dirigeant obliquement en dedans, nous le fîmes sortir sur le côté interne de cet os. Il s'écoula une assez petite quantité de liquide, liquide jaunâtre, épais et un peu filant. Ce qu'il y eut de vraiment remarquable, c'est que non seulement il ne survint pas d'accidents généraux, mais encore l'appétit, le sommeil et les forces revinrent bientôt d'une façon merveilleuse. Le tube fut retiré le 20 janvier 1860. Depuis ce temps, la guérison de ce malade s'est si bien maintenue, et sa santé s'est si bien consolidée, que, chasseur intrépide, des journées de huit et dix heures de marche ne lui font pas peur et ne l'incommodent nullement.

20ᵉ OBS. — *Hygroma du genou.* — Un frère des Écoles chrétiennes, appelé en religion frère Ptolémé, jeune homme très-robuste, âgé de 28 ans, voyait depuis quelques mois une grosseur molle, indolore, sans changement de couleur à la peau, se former en avant de la rotule droite. Cette grosseur ne le faisait pas souffrir, ne l'empêchait pas de marcher, mais lui causait par moment une petite gêne, surtout quand il s'agenouillait. Voulant savoir à quoi s'en tenir sur cette affection, et si on pouvait l'en débarrasser, il nous fit prier de passer à la communauté pour que nous lui donnions notre avis. C'était un hygroma produit soit par un coup, soit par l'irritation lente occasionnée par la pression prolongée des genoux sur les dalles. Nous lui passâmes, séance tenante, le 17 juin 1861, un tube de drainage qui traversa la tumeur horizontalement. Il en sortit une petite quantité de liquide citrin. Le malade, qui avait très-peu souffert de l'opération, n'interrompit pas un seul instant ses leçons et ses exercices. Au bout de quinze jours, nous lui ôtâmes le tube, et, depuis, la guérison s'est bien maintenue.

21ᵉ OBS. — *Kystes de l'aisselle droite.* Mlle Houzée, petite fille de 3 mois, est venue au monde avec un chapelet de kystes occupant la voûte de l'aisselle droite et le rebord supérieur et externe du grand pectoral. Ils étaient translucides et paraissaient tout à fait superficiels. Nous hésitions à faire l'opération, craignant que ces kystes ne communiquassent avec l'articulation de l'épaule. Mais, sur les instances de la mère qui gémissait de voir cela, et craignait, disait-elle, que ce ne fût un mauvais mal, nous nous décidâmes à agir, en embrochant ces kystes avec deux tubes à drainage. Cette opération, faite le 17 octobre 1862, eut un plein succès. Les tubes restèrent trois semaines en place.

Non-seulement cette pauvre enfant fut guérie, mais il y eut plus, c'est que la maigreur et la tendance au rachitisme que portait cette petite disparurent pour faire place à un embonpoint inattendu et à une santé excellente qui ne s'est pas démentie depuis.

SECONDE PARTIE

Considérations sur le drainage.

Les différentes observations que nous avons présen-
tées dans la première partie de ce mémoire renferment-
elles, malgré leur petit nombre, un enseignement sérieux
et pratique? Nous le croyons fermement. Faisant donc
abstraction de tout ce qui a été dit ou écrit sur ce sujet, notamment par l'éminent chirurgien de Lariboisière,
M. Chassaignac, l'inventeur de cette ingénieuse opération, dans son traité si remarquable et si intéressant de
la suppuration et du drainage, nous allons exposer nos
idées sur cette méthode opératoire telles qu'elles résul-
tent de notre expérience personnelle. Pour rendre le
plus intelligible possible ce que nous avons à dire sur
cette matière, nous traiterons, dans un premier chapitre, du drainage considéré en lui-même, ainsi que nous
l'avons établi en commençant ce travail; et, dans un
seconde chapitre, nous traiterons du drainage considéré dans ses rapports avec les diverses affections chirurgicales qui le comportent.

CHAPITRE PREMIER

DU DRAINAGE CONSIDÉRÉ EN LUI-MÊME

Avant de parler des avantages immenses qu'il présente, d'abord en ce qui concerne l'opérateur, ensuite en

ce qui concerne l'opéré, nous croyons qu'il est bon d'en finir une fois pour toutes avec une erreur généralement accréditée.

Parallèle entre le séton et le drainage. — Lorsqu'on parle du drainage chirurgical aux gens du monde et même à certains estimables médecins qui ne l'ont jamais vu employer, on reçoit presque invariablement cette réponse : Le drainage, c'est connu ; ce n'est pas autre chose qu'un séton ! Or, c'est là une erreur capitale. Sans doute dans l'un et dans l'autre il s'agit d'une sorte de lanière étroite, longue, flexible, traversant les tissus de part en part ; mais voilà à quoi se borne la ressemblance apparente qui existe entre ces deux opérations. Voyons-en maintenant la dissemblance réelle.

Tout diffère entre eux et pour le siége, et pour le procédé opératoire, et pour la nature et la forme des substances employées, et pour le mode d'action. Le séton ne s'applique guère qu'à la nuque ; le drainage peut s'appliquer sur presque toute la surface du corps. Le séton se fait avec un bistouri qui peut couper des vaisseaux et donner une hémorrhagie ; le drainage se fait avec un trocart qui, passant à travers les fibres et les vaisseaux, les écarte sans rien couper et ne peut donner d'effusion de sang. Le séton est plat ; le drainage est rond. Le premier est plein ; le second est creux. L'un irrite plus ou moins la peau aux orifices ; l'autre jamais. Le séton est amovible et doit être changé tous les jours ; le drainage est inamovible, et le même peut rester presque indéfiniment. L'un est en linge, soit une mèche, soit un ruban frangé, mais toujours une substance pouvant s'altérer à la longue ; l'autre est en caoutchouc, c'est-à-dire fait d'une substance incorruptible, quel que soit le temps qu'elle reste en place. Le tube élastique fenêtré charrie

et déverse au dehors les liquides anormaux de l'économie, et cela de deux manières : d'abord par un effet
physique à lui inhérent, la capillarité ; ensuite par un
effet physiologique inhérent aux tissus vivants où il est
plongé, la force centrifuge ou *vis à tergo* qui dirige une
foule de petits courants convergents vers cette espèce
d'égout collecteur. Le séton agit, lui, d'une manière toute
contraire, car remplissant exactement l'espèce de gaîne
où il est logé, il s'oppose à l'écoulement plutôt qu'il ne
le favorise et va en quelque sorte à l'encontre du but
qu'on se proposait. Ainsi donc ces deux expressions ne
sont ni synonymes ni équivalentes, et c'est se tromper
grossièrement que de vouloir les identifier.

Avantages en ce qui concerne l'opérateur. — Des avantages que procure à l'opérateur le drainage chirurgical,
un des plus importants est sans contredit la sécurité.
Oui, si versé que l'on soit dans l'anatomie, quand il faut
porter le bistouri dans une de ces régions riches en vaisseaux et en nerfs, comme l'aisselle, l'aine, le jarret, et
même la profondeur des membres, ce n'est pas sans de
légitimes appréhensions qu'on entreprend d'opérer. La
crainte de blesser une artère ou un nerf par suite d'une
anomalie anatomique préoccupe intérieurement les plus
prudents ; et là où les plus grands maîtres se sont trom-
pés, il est bien permis aux plus braves de trembler un
peu. Avec le drainage, ces craintes s'évanouissent complétement. La sécurité est si grande, si forcée en quelque sorte, que le chirurgien pourrait à la rigueur opérer
les yeux fermés.

C'est là un des grands bienfaits du drainage, et c'est,
nous n'en doutons pas, ce qui popularisera un jour cette
ingénieuse opération. En effet, si les opérations dangereu-
ses ou délicates ont été longtemps l'apanage exclusif des

grands maîtres de l'art, c'est le plus petit nombre des malades qui en a bénéficié aux dépens du plus grand nombre. Mais maintenant le drainage chirurgical pouvant être pratiqué aussi facilement et aussi habilement par l'élève que par le maître, par le petit praticien de campagne que par l'opérateur émérite des grandes villes, il n'y a plus (sur ce point, du moins) de privilégiés dans la thérapeutique chirurgicale, et tous les hommes dans tous les pays peuvent recevoir les mêmes bienfaits de l'art, demander et obtenir les mêmes soulagements à leur maux. Ainsi, quand une opération est simple et facile, qu'on ne dise pas que le niveau de l'art est en baisse ; non, quand une opération est simple et facile elle a pour résultat de convier un plus grand nombre de souffrants à partager les fraternelles ressources de la médecine opératoire. Mis à la portée de tous les médecins, le drainage est par cela même à la portée de tous les malades. A coup sûr, quand une nouvelle méthode surgit et se présente avec un pareil caractère, elle se place d'emblée à la tête de la chirurgie.

Un second avantage pour l'opérateur, c'est la simplicité de l'outillage. Quel attirail ne faut-il pas dans une foule d'opérations ? bistouris, ciseaux courbes et droits, sonde cannelée, pince à griffes, pince à artères, fils cirés, porte-pierre, porte-mèche, spatule, éponge, eaux froide et chaude, perchlorure de fer, etc. Ici, au contraire, il suffit d'un trocart et d'un tube fenêtré de caoutchouc, voilà tout, et un cataplasme pour tout pansement.

Or, si l'étalage des instruments tranchants qui vont diviser les chairs, et des autres instruments qui vont concourir à l'opération, jette une terreur involontaire dans l'esprit du malade et une émotion pénible dans le cœur des assistants, il n'en est plus de même avec le drainage. Ces phénomènes moraux si douloureux qui rejaillissent souvent jusque sur le chirurgien lui-même qu'on regarde alors comme un tourmenteur et dont l'impassibilité paraît être une dureté de cœur, dureté de cœur qui est cependant loin d'exister dans notre belle profession, ces sentiments inévitables, disons-nous, disparaissent ou du moins s'atténuent considérablement lorsque c'est le drainage qui est en scène. Il faut donc aussi faire entrer en ligne de compte cet effet moral favorable, qui, en laissant au malade le calme de l'esprit, décharge en même temps le chirurgien de tout ce que son rôle peut avoir d'odieux.

Un troisième avantage résultant de cette nouvelle méthode opératoire, c'est la célérité. Or, la question de temps est une grosse question, surtout en province où il n'y a pas de spécialiste, mais où le même praticien est obligé de suffire à la fois aux exigences de la médecine, de la chirurgie, de l'obstétrique, et quelquefois même de la médecine légale. Des opérations qui peuvent le retenir une heure ou plus chez ses malades sont donc bien moins commodes pour lui que celles qui n'exigent qu'un quart d'heure ou une demi-heure. A ce point de vue l'on ne peut nier que le drainage n'en soit une des plus rapides. Il demande certainement moins de temps qu'une saignée ou qu'une vaccination. Les incisions elles-mêmes, quand on les emploie de préférence au drainage, sont beaucoup plus longues à pratiquer, car il faut diviser les tissus lentement, couche par couche, en dédolant, pour ne pas léser de vaisseau, puis porter le doigt au fond de la plaie, presser sur le foyer pour le vider, y introduire une mèche, etc.

Nous ne nous étendrons pas plus longuement sur les avantages que le drainage chirurgical offre à l'opérateur. Ceux que nous venons d'indiquer rapidement suffisent pour en montrer toute l'importance. Nous avons hâte d'arriver à ceux qui concernent l'opéré.

Avantages en ce qui concerne l'opéré. — Il faut convenir que le mot drainage est un mot heureux. En effet, il s'explique, il se définit lui-même beaucoup mieux qu'on ne le ferait en plusieurs lignes. C'est une expression qui fait image et qui par conséquent satisfait l'esprit par l'idée claire et précise qu'elle représente. Dans nos campagnes, où il n'existe presque pas de cultivateurs qui n'aient à employer le drainage agricole, les populations connaissent parfaitement ce mot-là. Dessécher une terre trop humide, la débarrasser vite et facilement de la quantité d'eau anormale qu'elle contient et qui lui est nuisible, voilà le but à atteindre. Employer pour cela une canalisation souterraine à l'aide de tuyaux mis bout à bout et en ligne parallèle, voilà le moyen. C'est là le drainage agricole. Tout le monde le connaît maintenant, et l'on sait quels merveilleux résultats l'agriculture retire de cette heureuse innovation.

Si l'on se place ensuite sur le terrain chirurgical et que l'on propose le drainage à un malade, celui-ci comprend aisément qu'il s'agit de le débarrasser vite et facilement, à l'aide de tubes creux, des liquides anormaux que contiennent certains tissus ou certaines régions de son organisme, liquides anormaux qui nuisent à l'ensemble de son économie. Donc cette locution est logique, rationnelle, en chirurgie comme en agriculture. Il y a analogie dans le but et dans le moyen. Et de plus, les succès constants que donne le drainage agricole préviennent tout naturellement les malades en faveur du drainage chirurgical.

Si la sécurité que présente cette opération est précieuse pour le praticien, elle est plus précieuse encore pour l'opéré. L'intérêt de ce dernier domine tout, et le désir ardent de le guérir sans lui faire courir de dangers doit être la pensée constante de tout chirurgien honnête.

Le drainage, en évitant les incisions et partant l'effusion du sang, est donc d'une grande utilité pour un malade, surtout quand c'est un malade affaibli, épuisé, et chez lequel la plus petite hémorrhagie peut être préjudiciable. De plus, si la vue du sang effraye l'opéré et impressionne l'assistance, ici au contraire nous avons une opération qui, n'étant pas sanglante, n'a rien de repoussant et rassure le malade et sa famille.

Le drainage, en évitant l'emploi des mèches qu'autrefois on était obligé de changer à chaque pansement, épargne au malade la plus agaçante des appréhensions. L'idée seule qu'on va lui introduire une mèche dans les chairs, le tourmente et le préoccupe. Il lui semble que chaque pansement se complique d'une nouvelle opération douloureuse. Ici au contraire il n'y a rien de tout cela, et c'est encore un grand service que le drainage rend au malade, puisqu'il lui évite des souffrances physiques et morales.

Un autre avantage pour l'opéré, c'est la rapidité du manuel opératoire. Cette rapidité est telle, qu'elle permet de ne pas tenir compte de la douleur que provoque la transfixion du trocart. Par conséquent elle dispense d'avoir recours aux agents anesthésiques, que les malades, à tort ou à raison, redoutent toujours plus ou moins et préfèrent ne pas voir employés à leur égard.

Les conséquences du drainage n'ont jamais rien de grave. La permanence des tubes fenêtrés de caoutchouc dans nos tissus non-seulement n'entraîne ni douleur, ni fièvre, ni érysipèle, ni infection purulente, ni insomnie, ni perte d'appétit; mais encore, n'amenant jamais les accidents généraux du traumatisme, elle ne tarde pas à rendre l'appétit au malade qui l'a perdu, et à faire cesser la douleur, la fièvre et l'insomnie, si elles existaient antérieurement.

Enfin un dernier avantage que le drainage procure à l'opéré, c'est la simplicité des pansements qui consistent en application de cataplasmes, la facilité d'aller et venir sans éprouver de gêne, et l'inutilité de nombreuses visites médicales. En effet, une fois le tube placé, l'intervention du médecin n'a plus sa raison d'être. Dans l'immense majorité des cas, celui-ci peut à la rigueur ne revenir que du quinzième ou vingtième jour pour enlever le tube de caoutchouc. C'est là une question d'économie, question qui, par le temps qui court, est aussi capitale pour certains clients, que les questions d'honneur ou que celles de vie et de mort.

CHAPITRE II

DU DRAINAGE CONSIDÉRÉ DANS SES RAPPORTS AVEC LES AFFECTIONS QUI LE COMPORTENT.

Nous allons voir maintenant quelle est la valeur du drainage dans les diverses affections chirurgicales où il est utile d'y avoir recours. Nous l'examinerons dans les abcès et les phlegmons, dans les hydrocèles, dans les kystes et certaines autres tumeurs liquides.

Drainage des abcès et des phlegmons. — Qu'on n'aille pas croire, d'après les pages qui précèdent, que la très-grande estime que nous avons pour le drainage nous le fait employer à tout propos, pour la plus petite lésion comme pour la plus grande. Si le drainage est une bonne opération, nous ne croyons pas cependant qu'il faille l'employer partout et toujours. L'usage raisonné en est excellent, l'abus exagéré en serait ridicule. Le sens commun le dit de tout ce qui est bon : use, n'abuse pas; *uti, non abuti.* Entre ne l'employer jamais et l'employer toujours, il y a un juste milieu où tout esprit droit doit se tenir. Ovide l'a dit en beaux vers : *Inter utrumque tene ; medio tutissimus ibis.* Il est bien évident que dans les cas très-simples, comme le furoncle, l'anthrax bénin, l'abcès superficiel circonscrit, et d'autres affections légères qui n'empêchent pas les malades d'aller et venir et ne s'accompagnent pas, ou très-peu, d'accidents généraux, tels que la fièvre, la céphalalgie, l'insomnie, l'inappétence, il est bien évident, disons-nous, qu'ici le drainage ne doit pas être pratiqué, car cela n'en vaudrait pas la peine, mais que tout le traitement doit consister en une moucheture à la lancette ou en une incision au bistouri.

Mettons donc tous ces cas légers et bénins hors de cause, et ne nous occupons que des collections purulentes vastes et profondes et des phlegmons diffus. Eh bien ! nous pouvons affirmer que là l'emploi des tubes de drainage est la ressource la plus précieuse qu'ait à son service la chirurgie. Les incisions mises en regard de cette méthode ne supportent pas l'examen. Cela ne peut se comparer; il y a une différence du tout au tout. Dans les vastes abcès et les phlegmons, le drainage chirurgical a ceci de merveilleux qu'en un temps très-court, il fait tomber la fièvre, rend le sommeil, rétablit l'appétit et fait cesser la douleur que ressentait le malade et la gêne qu'il avait pour se mouvoir. Or ce sont là des avantages qu'on est loin d'obtenir aussi vite et aussi complétement par les anciens procédés.

Un autre avantage du drainage des abcès, c'est la rapidité de la guérison. Nous avons vu souvent de pauvres femmes atteintes d'abcès du sein, ne pas vouloir se laisser opérer, et endurer pendant six semaines ou deux mois des tortures inouïes, ne pouvant ni dormir, ni se lever, ni travailler, ni prendre de nourriture. Les unes employaient avec une persévérance digne d'un meilleur sort des graisses, des onguents fantastiques, secret de quelque commère aussi bouffie de prétentions scientifiques que dépourvue de sens commun, mais ayant cependant le triste talent d'en imposer aux gens crédules. Peu à peu la phlegmasie, suivant sa marche, faisait irruption au dehors en se frayant plusieurs issues à la peau. Mais les malades attribuaient à ces drogues le faux mérite d'avoir produit ces ouvertures qui, souvent mal placées et presque toujours insuffisantes, ne donnaient pas un écoulement facile au pus enclavé dans les mailles du tissu cellulaire, et faisaient marcher la guérison avec une lenteur désespérante. D'autres malades, après de longues hésitations, consentaient péniblement à ce qu'on leur fît l'incision de leur abcès. Il fallait la faire alors large et profonde pour y introduire une mèche. Cela avait l'inconvénient de ne pas abréger beaucoup les choses et d'être une source de contrariétés et d'ennuis pour le malade et pour le médecin.

Ce que nous disons des abcès, nous le disons aussi des phlegmons diffus. Dans ces inflammations suppuratives aiguës, le drainage chirurgical est incontestablement l'*ultima ratio* de la thérapeutique.

Drainage des hydrocèles. — Le drainage nous paraît un bon moyen pour la cure de l'hydrocèle. Nous en avons opéré cinq par le drainage seul, non suivi d'injection, et nous en avons obtenu cinq guérisons sans récidive. Comment expliquer cela ? Le tube de caoutchouc à-t-il produit par ses titillations continuelles contre la séreuse vaginale une inflammation adhésive comme celle que produit l'injection ? D'autre part, les bonnes conditions hygiéniques dont jouit la province ont-elles facilité une guérison qui eût été plus problématique à Paris ? Ces deux hypothèses sont également admissibles. Toutefois qu'on ne se méprenne pas sur notre opinion. Nous ne prétendons pas avec cinq cas heureux attaquer en rien l'injection iodée qui a fait ses preuves depuis longtemps, et qui compte des succès presque tous les jours.

Si nous nous sommes fait l'historien fidèle des doléances d'un pauvre malade (obs. 18), nous croyons son récit entaché d'exagération. Si la douleur est un phénomène physiologique possible, il est rare heureusement et tient plutôt à la prédisposition du sujet qu'à l'injection elle-même. Enfin si la gangrène des bourses est un accident pathologique possible aussi, il est aussi plus rare encore, car il n'est guère admissible que, pour une opération si simple et si usuelle, le chirurgien commette la faute de pousser l'injection dans le tissu cellulaire interstitiel des couches concentriques. En définitive, ce que nous avons voulu, c'est appeler l'attention sur le drainage des bourses dont l'expérience ultérieure démontrera mieux encore l'efficacité, soit qu'on l'emploie seul, soit qu'on y associe le lavage iodé, comme le fait M. Chassaignac.

Drainage des kystes et autres tumeurs liquides. — L'hygroma et les kystes séreux, dont l'analogie avec l'hydrocèle est incontestable, peuvent être aussi traités avec succès par le drainage chirurgical. Expulsion du liquide au dehors et cicatrisation de la poche par une production lente de lymphe plastique qui amène l'adhérence des parois, voilà l'indication à remplir et c'est ce qu'on obtient à l'aide de cette méthode.

Peut-être même le drainage peut-il agir avec efficacité dans certains cas de tumeurs blanches ou d'affections articulaires qui les simulent. C'est là une question à étudier, question de la plus haute importance. Pour nous, si nous eûmes le bonheur d'empêcher des amputations très-graves, l'une, l'amputation de la cuisse (obs. 19), l'autre, l'amputation de la jambe (obs. 14), opérations qui, vu la faiblesse extrême des sujets, auraient infailliblement entraîné la mort; si nous avons pu guérir radicalement ces deux malades en leur conservant leurs membres, c'est au drainage seul que nous devons cet heureux résultat. N'eussions-nous que ce mérite à lui attribuer, ce serait assez pour en proclamer hautement l'utilité évidente et pour considérer l'inventeur de cette nouvelle méthode opératoire comme un des bienfaiteurs de l'humanité.

Si nous eûmes la satisfaction d'empêcher deux fois des amputions imminentes, il s'est présenté à nous un troisième cas où nous pouvions faire de même, mais où nous n'eûmes pas le même bonheur. C'est par quelques détails succincts sur cet épisode de notre pratique que nous terminerons ce mémoire.

Il y a un peu plus de deux ans nous fûmes demandé dans un village de nos environs pour un jeune homme d'une vingtaine d'années, garçon athlétique, fort et beau comme l'Hercule Farnèse, qui depuis plusieurs mois était porteur d'une affection de genou résultant d'une chute. Tous les moyens internes et externes usités en pareil cas, y compris les bains, les douches, la compression méthodique et les appareils inamovibles, avaient été employés pour le guérir. Rien n'avait réussi. Déjà l'on prononçait tout bas le mot de tumeur blanche, et l'on entrevoyait la nécessité d'avoir recours à l'amputation que cette maladie traîne presque fatalement à sa suite. Nous vîmes le malade une seule fois. Son genou était chaud,

globuleux, empâté, et sa jambe était infiltrée, œdéma-
tisée. Nous proposâmes le drainage de la jambe et du
genou. Nous devions venir pratiquer cette opération trois
jours après, lorsqu'au moment de monter en voiture
pour nous y rendre, nous reçûmes contre-ordre. Le croi-
rait-on ? Le langage du bon sens, de la raison, de l'humanité que nous avions tenu ne fut pas écouté ! La rou-
tine aidée de la camaraderie l'emporta ; peut-être aussi
cette démangeaison de couper qu'on rencontre chez certains chirurgiens et que M. le professeur Velpeau appelle spirituellement le *prurigo secandi*. Toujours est-il
que ce jeune et intéressant malade eut à subir l'amputation de la cuisse. Il guérit de cette opération, cela est
vrai. Mais une mutilation est-elle donc une guérison ?
Non. Guérir, c'est remettre les choses dans leur état
normal antérieur ; mutiler, c'est d'une maladie faire une
infirmité. Le malade guérit ; donc, son affection articulaire n'était pas la manifestation locale d'un état général
diathésique, car dans ce cas l'amputation eût fait marcher la diathèse de telle sorte qu'elle aurait conduit bientôt le malade au tombeau. Or, quelle lésion trouva-t-on ?
Des fusées purulentes s'étendant du mollet au genou. Eh
bien ! s'il est des affections très-graves qui réclament im-
périeusement le tranchant de l'acier, il en est aussi où il
faut savoir s'abstenir. Le poëte l'a dit :

> ..... *Ferro quædam sanantur aceto*
> *Sed quædam melius non tetigisse fuit.*

Quant à nous, alors même qu'il eût fallu plus tard re-
courir à l'amputation (et il n'y avait pas péril en la
demeure), nous regretterons toujours qu'on n'ait pas
d'abord commencé par le drainage, ne fût-ce qu'à titre
d'essai, ne fût-ce même que pour l'acquit de la con-
science.

CONCLUSIONS

Des diverses observations que nous avons citées dans ce mémoire et d'autres observations analogues qui ont cours dans la science, nous croyons pouvoir tirer les conclusions suivantes :

1° Le drainage chirurgical est une méthode opératoire très-précieuse tant pour l'opérateur que pour l'opéré, en ce sens que chez elle la simplicité s'allie à l'efficacité, et l'innocuité à la promptitude.

2° Beaucoup de praticiens, plus par insouciance que par ignorance, délaissent trop cette importante ressource thérapeutique et se privent ainsi d'une arme puissante pour combattre à peu de frais un grand nombre d'affections graves.

3° Le drainage chirurgical est le dernier mot de la thérapeutique des phlegmons diffus et des foyers purulents vastes et profonds.

4° Le drainage chirurgical est également un bon traitement à employer pour la cure de l'hydrocèle, de l'hygroma, et du plus grand nombre des kystes.

5° Dans les affections articulaires de nature douteuse, le drainage pouvant être employé avec un succès que l'expérience a démontré, l'amputation du membre malade ne doit jamais être pratiquée avant d'avoir eu recours préalablement à cette suprème ressource de la chirurgie conservatrice.

6° Il serait bon d'encourager et de propager le plus possible l'emploi de cette ingénieuse méthode qui, étant un bienfait pour l'humanité, constitue un progrès remarquable en chirurgie.

Un mot encore avant de finir. En rédigeant ce mémoire, nous n'avons eu pour but que de propager des préceptes que nous croyons sages, utiles et partant dignes d'être vulgarisés. Puisse-t-il obtenir un accueil favorable auprès de nos savants confrères de la Société de chirurgie ! S'il ne tirait sa valeur que du petit nombre d'observations qu'il renferme, nous l'avouons sans hésiter, ce serait comme une goutte d'eau dans la mer. Mais, si nous devons avoir des imitateurs, au lieu d'une action isolée, il peut en résulter alors une action collective utile aux préceptes et à la pratique de notre art.

Or, ce grand art, semblable au personnage de la légende, marche toujours sans se ralentir jamais. Il ne rencontre pas de frontière qui l'arrête, et les années, loin de l'affaiblir, le fortifient. Chaque individu lui appartient et devient tôt ou tard pour lui un objet d'étude. Aussi la durée de ses progrès est-elle liée en quelque sorte à la durée de l'espèce humaine.

Si donc notre faible voix pouvait être entendue, nous dirions à nos confrères des départements : « En est-il un seul parmi vous, chers et bien-aimés confrères, qui, après une pratique de plusieurs années, n'ait pas eu l'occasion de rencontrer quelque cas pathologique intéressant et instructif ? A l'œuvre donc ! Ne laissez pas la lumière sous le boisseau ! ne laissez pas passer inconnues, comme une lettre morte, les observations curieuses que vous avez faites ! Exhibez vos richesses scientifiques ! Ou si, comme les nôtres, vos ressources sont minimes, apportez du moins, comme nous, votre obole, afin de travailler tous ensemble aux progrès d'un art auxquels tout esprit sage doit s'efforcer de concourir.

FIN

PARIS. — IMPRIMERIE DE A. PARENT, RUE MONSIEUR LE-PRINCE, 31.

www.ingramcontent.com/pod-product-compliance
Ingram Content Group UK Ltd.
Pitfield, Milton Keynes, MK11 3LW, UK
UKHW020034080726
13614UKWH00004B/1760